8
TC52
164

RAPPORT

SUR

LE PLÂTRAGE DES VINS DE LIQUEUR

PRÉSENTÉ PAR

M. X. ROCQUES

Ex-Chimiste principal du Laboratoire Municipal de Paris
Chimiste de la Maison FÉLIX POTIN

A LA

CHAMBRE SYNDICALE

DU

Commerce en gros des Vins et Spiritueux

DE PARIS

ET DU DÉPARTEMENT DE LA SEINE

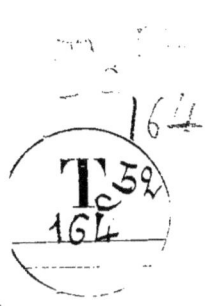

RAPPORT

sur

LE PLÂTRAGE DES VINS DE LIQUEUR

La loi du 11 juillet 1891 a interdit en France la vente des vins plâtrés au-dessus de 2 grammes (c'est-à-dire renfermant plus de 2 grammes de sulfate de potasse par litre).

Cette loi, qui avait été surtout inspirée par des considérations d'ordre hygiénique, devait, dans l'esprit des législateurs, mettre un terme à l'abus du plâtrage des vins rouges ordinaires. Ce plâtrage était pratiqué sans mesure sur les vins du Midi, et il n'était pas rare de rencontrer des vins contenant 4 grammes de sulfate de potasse par litre (1). Il y a certes des consommateurs qui boivent deux litres de vin par jour : en faisant usage d'un pareil vin, ils absorbaient donc 8 grammes de sulfate de potasse. Comme le vin est la boisson journalière des Français, il en résultait que certaines personnes buvant des vins trop plâtrés, absorbaient annuellement jusqu'à 2 kilogr. 920 ou près de 3 kilogrammes de sulfate de potasse. L'usage continu et en proportion aussi sensible de ce sel purgatif pouvait certainement déterminer, et surtout dans des organismes susceptibles, des inconvénients réels.

La loi a donc mis une barrière utile ; elle n'a pas voulu que le vin devînt un produit chimique, et elle a eu raison.

Mais cette loi ne s'applique pas seulement au vin rouge ordinaire, qui est une boisson courante, une véritable boisson de ménage ; elle s'applique aussi à tous les vins, et dans ceux-ci se trouvent les vins de liqueur : Madère, Malaga, Marsala, etc.

Cette mesure nouvelle et inattendue qui frappait les vins de liqueur

---

(1) J'ai trouvé des vins plâtrés jusqu'à 7 grammes par litre.

émut vivement les négociants détenteurs de ces marchandises. Ils présentèrent de justes observations, faisant remarquer que l'on ne pouvait assimiler les vins de liqueur aux vins ordinaires, leur appliquer les mêmes règles et les juger avec les mêmes lois. On a toujours plâtré les Madères; les bons Madères sont vieux et par conséquent plâtrés, et enfin ces vins n'ont pas une consommation courante et importante comme le vin rouge ordinaire. Le consommateur qui pourra boire deux litres de vin plâtré à 2 grammes, c'est-à-dire qui absorbera 4 grammes de sulfate de potasse par jour, ne boira au plus qu'un quart de litre de Madère; si nous supposons ce Madère plâtré à 4 grammes, cela fera 1 gramme de sulfate de potasse au lieu de 4 grammes, et encore ne boira-t-il probablement pas ce quart de litre tous les jours, ce qui ferait 91 litres de Madère par an.

Tandis que la consommation française en vins ordinaires est de près de 40 millions d'hectolitres par an, la consommation des vins de liqueur n'est pas d'un demi-million d'hectolitres par an. Sauf le Muscat et le Banyuls, qui sont d'origine française, les vins de liqueur nous viennent de l'étranger. Or, l'importation ne dépasse pas 200,000 hectolitres par an. Je ne crois donc pas exagérer en disant qu'on boit cent fois moins de vins de liqueur que de vin ordinaire.

Ces arguments, présentés à nos législateurs, lors du vote de la loi du 11 juillet 1891, les décidèrent à accorder un sursis de deux ans, applicable seulement aux vins de liqueur, pour permettre d'étudier plus sérieusement la question relative à ces vins.

Ce délai expire le 11 juillet 1893. A partir de cette date, les vins de liqueur livrés à la consommation ne devront donc pas contenir plus de 2 grammes de sulfate de potasse par litre. Or, depuis juillet 1891, la situation n'a sensiblement pas changé, attendu que les vins de liqueur de bonne qualité, et notamment les Madères, Xérès, Malagas, sont vieux d'au moins dix ans, et par conséquent de fabrication bien antérieure à la loi contre le plâtrage. Le déplâtrage des vins étant interdit et ne donnant d'ailleurs pas dans la pratique des résultats satisfaisants, on voit dans quelle impasse se trouve le commerce des vins de liqueur. Il lui est interdit, de par la loi, de vendre des vins de liqueur parfaitement authentiques, surtout lorsque ces vins sont vieux, c'est-à-dire tout à fait supérieurs. Meilleure est la qualité de ces vins, plus assurée est leur interdiction.

Si donc la loi actuelle ne subit aucune modification, nous ne pourrons consommer en France que des vins de liqueur de qualité inférieure, au moins pour certaines sortes de vins, tels que les Madères, Xérès, Malagas. Il est même à craindre que cette prohibition des vins de bonne qualité et d'origine authentique auxquels on ne peut reprocher qu'un léger excès de plâtre ne favorise le commerce frauduleux qui existait déjà. On ne pourra plus boire certains vins supérieurs appréciés des amateurs, parce qu'ils contiendront plus de 2 grammes de plâtre, mais on pourra boire à l'envi, et sous la protection de la loi, les vins factices fabriqués à Cette ou ailleurs pour lesquels l'industriel se sera bien gardé de dépasser la limite permise.

Si ce résultat se produisait, et il est probable qu'il se produira si la loi est maintenue, nos législateurs, au lieu de favoriser le commerce loyal et honnête, auraient été les instigateurs inconscients d'une fraude déjà trop répandue.

Il est permis de se demander si les inconvénients que les consommateurs auraient à supporter seraient compensés par les avantages d'ordre hygiénique que la loi veut nous imposer? Or, la comparaison me paraît être tout à l'avantage des vins d'origine. Quel est le consommateur qui ne préférera boire un verre de bon Madère plâtré, à 3 et même 4 grammes par litre, plutôt qu'un produit factice ne contenant pas trace de plâtre? Pense-t-on que le premier sera dangereux alors que le second serait salutaire? Je serais plutôt d'avis inverse et je craindrais plus la mauvaise qualité des vins ou des alcools employés dans la fabrication du produit factice que la quantité insignifiante de plâtre contenue dans un peu de bon vin.

J'ai pu me procurer en 1892, grâce à l'obligeance d'un viticulteur de Xérès, des types authentiques de vins de liqueur de différents âges et de qualités diverses. J'extrais seulement du tableau d'analyse de ces vins leur teneur en sulfate de potasse :

Vins d'Espagne d'origine connue.

		SULFATE DE POTASSE
Récolte 1891	Vin non plâtré	0^{g}66
	Vin légèrement plâtré	1^{g}38
	Vin plâtré (fino ou amontillado) . .	2^{g}91
Récolte 1890 . .	Vin non plâtré	0^{g}64
Récolte 1888	Vin plâtré, Xérès	4^{g}35
	— amontillado	4^{g}46

Vins d'Espagne d'origine connue *(suite)*.

SULFATE DE POTASSE

Récolte 1885	Vin non plâtré, oloroso.	1ᵍ32
	— fino	1ᵍ41
Vins plâtrés de 15 à 20 ans	Solera type Xérès	4ᵍ38
	— fino	5ᵍ96
	— amontillado	4ᵍ25
	— oloroso	4ᵍ82
Vin plâtré de 50 à 60 ans		6ᵍ23
— 100 ans environ		6ᵍ03
— 200 —		9ᵍ69

L'examen attentif de ces chiffres présente un grand intérêt. On remarque d'abord que les vins *non plâtrés* contiennent, au moment de leur fabrication, environ 0.65 de sulfate de potasse et que cette proportion augmente ensuite (par un phénomène sur lequel nous reviendrons tout à l'heure), de manière que des vins *non plâtrés*, ayant sept ans d'âge, renferment 1.32 et 1.41, ou en moyenne 1,36 de sulfate de potasse, au lieu de 0,65. En sept ans, leur teneur en sulfate de potasse naturel a donc pu doubler.

On observe le même phénomène pour les vins plâtrés. Ces divers vins ont été plâtrés de tout temps avec la même dose de plâtre, car ces vins, destinés à être vendus cher, sont faits très soigneusement. Or, on remarque que la dose de sulfate de potasse augmente à peu près régulièrement avec l'âge des vins. On en trouve 4 grammes dans les vins de quinze à vingt ans ; 6 grammes dans les vins de soixante à cent ans ; 9 grammes passés dans les vins de deux cents ans.

En comparant la composition de ces vins de même origine mais d'âges différents, on remarque que plus ces vins vieillissent plus ils augmentent en alcool, en extrait et en sels minéraux. Il se produit une concentration de tous les éléments du vin et une élimination d'eau.

On peut en juger par ces quelques chiffres comparatifs que j'extrais de mon tableau d'analyse :

	Vins de 1891	15 à 20 ans	50 à 60 ans	200 ans
Alcool	14°35	16°8	20°15	25°9
Extrait sec	13ᵍ56	17ᵍ64	30ᵍ84	105ᵍ36
Cendres	3ᵍ73	5ᵍ31	7ᵍ76	13ᵍ50
Cendres insolubles dans l'eau	0ᵍ46	0ᵍ79	1ᵍ17	2ᵍ59
Sulfate de potasse	2ᵍ91	4ᵍ25	6ᵍ23	9ᵍ69

La progression de tous les éléments avec l'âge est parfaitement mise en évidence et il est très probable que l'eau s'élimine lentement par les parois du fût.

Les faits qu'on observe ci-dessus, avec des vins de liqueur secs, s'observent aussi, quand on s'occupe des vins de liqueur doux.

Certains vins de liqueur doux ne sont pas plâtrés, car cette opération ne présente pas pour eux le même intérêt que pour les vins secs. Tels sont les Malagas, Moscatels, Pedro Ximenès.

Voici quels sont les résultats que m'ont donné divers vins d'origine de même provenance, mais d'âges différents.

PEDRO XIMENÈS

	JEUNE	VIEUX	TRÈS VIEUX
Alcool	17°8	15°45	14°65
Sucre	200g00	393g40	429g56
Cendres	4g04	7g88	8g24
Cendres insolubles dans l'eau	0g52	1g44	1g24
Sulfate de potasse	0g90	2g64	3g15

Ici, sauf pour l'alcool, la proportion de tous les éléments augmente avec l'âge. Des vins non plâtrés deviennent en vieillissant des vins plâtrés, sans cependant avoir subi d'addition de plâtre.

J'ai obtenu un résultat analogue en examinant deux échantillons de Moscatels d'origine, de même provenance, mais d'âges différents :

MOSCATEL

	JEUNE	TRÈS VIEUX
Alcool	16°1	14°
Sucre	212g17	488g00
Cendres	3g72	8g20
Cendres insolubles dans l'eau	0g60	2g28
Sulfate de potasse	0g84	3g10

Afin de vérifier ce fait de l'augmentation de la proportion de sulfate de potasse dans des vins de liqueur laissés en fûts, j'ai fait en février 1891 et en juin 1893 l'analyse des mêmes vins.

Voici quels ont été les résultats :

	FÉVRIER 1891	JUIN 1893
Madère	3gr28	3gr60
—	3gr30	3gr65
—	3gr35	3gr85
Malaga	2gr45	2gr48
—	2gr40	2gr47
—	2gr50	2gr55
Xérès	3gr70	3gr95

Ainsi, en laissant des vins vieillir en fût pendant vingt-sept mois, leur teneur de sulfate de potasse a augmenté dans une proportion très sensible.

Pour se rendre compte de la teneur en sulfate de potasse des différents vins de liqueur, il est utile de suivre leur mode de fabrication.

Sous ce rapport, on peut faire la classification suivante :

VINS DE LIQUEUR OBTENUS	TYPE
Par fermentation	Madère
Par concentration à la chaudière et fermentation	Malaga
Par mutage à l'alcool	Muscat

1º *Vins obtenus par fermentation.* — L'expérience a montré que l'addition d'une petite quantité de plâtre au moment de la vendange favorisait beaucoup la vinification de certains vins de liqueur et surtout des vins secs dont le Madère et le Xérès sont les types. J'ai examiné comparativement des vins faits en 1891 avec les mêmes raisins. Une partie a été plâtrée avec la dose ordinaire (2 gr. à 2 gr. 1/2 par litre), une autre partie a été légèrement plâtrée (1 gr.), et une troisième partie n'a pas été plâtrée du tout. La fermentation s'est bien mieux accomplie dans les deux vins plâtrés.

La fermentation a été complète pour les deux vins plâtrés, tandis qu'elle s'est arrêtée dans le vin non plâtré. Le dosage du sucre effectué en mai 1892 (c'est-à-dire sept mois après la vendange) a donné :

	SUCRE PAR LITRE
Vin non plâtré	27gr80
Vin légèrement plâtré (1 gr.)	2gr02
Vin plâtré (2 gr. 5)	1gr45

Le vin non plâtré s'est éclairci bien plus difficilement que le vin plâtré, et à la dégustation on a reconnu une grande différence entre ces vins. Le bouquet s'est incomparablement plus développé dans le vin plâtré que dans le vin non plâtré.

2° *Vins obtenus par mutage à l'alcool.* — Le plâtre est donc utile à la vinification des vins de liqueur secs faits par fermentation, tandis qu'il est parfaitement inutile aux vins de liqueur faits en versant de l'alcool sur les raisins. Les vins obtenus par mutage à l'alcool ne sont pas plâtrés, ce qui se conçoit facilement.

3° *Vins obtenus par concentration et fermentation.* — Certains vins de liqueur, et entre autres le Malaga, sont préparés à la chaudière. Le moût provenant de la fermentation du raisin est concentré de manière à obtenir un produit très sucré et dont la couleur est due à une caramélisation partielle.

Pour obtenir un bon Malaga liquoreux et alcoolique, il faut environ trois litres de moût pour un litre de Malaga. On ne plâtre pas le Malaga. Néanmoins, comme on a, par le fait de la préparation concentré en un seul litre le sulfate de potasse de trois litres de moût, il en résulte que le vin de Malaga contient naturellement une proportion de sulfate de potasse triple de celle du vin ordinaire. Si on admet que le moût renfermait 0^{g}70 de sulfate de potasse, chiffre très normal, le Malaga renferme 2^{g}10 de sulfate. Voilà donc un vin qui *n'est pas plâtré* et qui cependant renferme plus de 2 grammes de sulfate de potasse provenant du raisin.

RÉSUMÉ ET CONCLUSIONS

1° **Les vins de liqueur secs, dont les types sont par exemple le Madère et le Xérès, et qui sont obtenus par fermentation, paraissent ne subir une bonne vinification et obtenir tout leur bouquet recherché des amateurs, qu'en subissant un léger plâtrage au moment de la vendange.**

2° **Les vins de liqueur et surtout les vins secs se concentrent en vieillissant, et leur teneur en plâtre va sans** cesse en augmentant. De sorte que plus un vin est vieux, plus il est plâtré.

3° Pour être de bonne qualité, les vins de liqueur et surtout les vins secs doivent avoir au moins cinq à dix ans d'âge. Or, tous ces vins faits à cette époque ont été plâtrés.

4° Les vins de liqueur sucrés obtenus par concentration à la chaudière, et QUI N'ONT PAS ÉTÉ PLATRÉS, tels que le Malaga, renferment un excès de sulfate de potasse naturel et provenant du raisin. Par conséquent, ces vins, qui n'ont subi aucun plâtrage, seraient néanmoins interdits comme plâtrés.

Ces considérations montrent qu'il n'est pas juste d'appliquer aux vins de liqueur les règles qu'on a adoptées pour les vins ordinaires.

Il y a lieu aussi de remarquer que les vins de liqueur sont des vins de luxe, dont la consommation n'atteint pas la centième partie des vins ordinaires. La loi, ayant été faite au nom de l'hygiène publique, ne doit donc pas montrer la même rigueur pour ces deux sortes de boissons.

En conséquence, j'estime qu'une législation spéciale pour les vins de liqueur s'impose et qu'on devrait porter leur limite de plâtrage à quatre grammes par litre.

www.ingramcontent.com/pod-product-compliance
Lightning Source LLC
Chambersburg PA
CBHW070221200326
41520CB00018B/5729